El
Poder Curativo
del Limón

630 - 4207 - carmen

El
Poder Curativo
del Limón

May Ana

Grupo Editorial Tomo, S. A. de C. V.
Nicolás San Juan 1043
03100 México, D. F.

1a. edición, abril 1998.

© El Poder Curativo del Limón.
   Autor: May Ana

© 1998, Grupo Editorial Tomo, S. A. de C. V.
   Nicolás San Juan 1043, Col. Del Valle
   03100 México, D. F.
   ISBN: 970-666-025-9
   Miembro de la Cámara Nacional
   de la Industria Editorial No. 2961

Diseño de la portada: Emigdio Guevara

Impreso en México - Printed in Mexico

Introducción

Este libro trata sobre el poder curativo del limón; la forma de consumirlo y combinarlo con otros alimentos, y su aplicación medicinal.

El limón es un fruto que consume gran cantidad de gente, sean o no naturistas, es por esto que la información contenida en las siguientes páginas será de mucha ayuda para cualquier persona. Todos sabemos o hemos escuchado que el limón es rico en vitamina C, lo cual es muy cierto; pero lo que no sabe mucha gente es que esta vitamina nos ayuda en la prevención y curación de diversas enfermedades.

Aquí encontrarás más de 75 recetas acerca de tratamientos medicinales en los cuales se usa el limón. Además, algunos consejos para usarlo como cosmético y para otros fines caseros.

El próposito de este libro es acercar a las personas a los medios naturales necesarios para conservar una buena salud, empleando adecuadamente el limón, así como otros vegetales que también tienen propiedades curativas.

El limón tiene una gran cantidad de aplicaciones, tanto curativas como preventivas y de higiene. Con todo esto, reiteramos que el hombre puede mantenerse saludable, siempre y cuando su manera de vivir se apegue a la naturaleza. No es necesario recurrir a los productos farmacéuticos que pueden ser peligrosos para el organismo, pues existen productos completamente naturales que nos ayudan a estar sanos.

Aclaración: Además de consumir limones adecuadamente, se tienen que cuidar los hábitos alimenticios; no consumir productos refinados ni muy procesados, comer frutas y verduras en forma balanceada, no comer alimentos "chatarra", etc., de lo contrario, el cuerpo no aprovechará como es debido todas las propiedades curativas de este excelente fruto.

El limón es uno de los frutos más desinfectantes y antisépticos que existen. Su jugo mata en poco tiempo a todos los microbios malignos.

El prestigiado Profesor N. Capo, opina: *"El limón, la cebolla y el ajo, crudos, son los vegetales más medicinales de la naturaleza".*

Historia del limón

Desde hace mucho tiempo el limón se ha usado para curar la enfermedad llamada escorbuto, mal terrible que atacaba principalmente a los marinos.

El escorbuto se menciona ya en el Antiguo Testamento, así como en los estudios de Plinio.

La época en que hubo más casos de escorbuto fue entre los siglos XV y XVI, cuando los marineros y aventureros de entonces hacían largos viajes en barcos de vela, y se alimentaban principalmente con carne salada, galletas duras y otros comestibles fáciles de conservar.

Debido a la falta de vitaminas que contienen los alimentos frescos, como legumbres, verduras y frutas, se hacía presente esta temible enfermedad. Los marineros tenían hemorragias, trastornos gastrointestinales y desnutrición progresiva, que finalizaban con la muerte.

Se sabe de algunos casos que la historia ha registrado como característicos de ese tiempo.

En un viaje que hizo el famoso navegante portugués Vasco da Gama, entre los años 1497 y 1498, murieron 100 de sus marineros —más de la mitad de su tripulación— que enfermaron de escorbuto. Este navegante salió de Lisboa, pasó el Cabo de la Buena Esperanza, al sur de Africa, y descubrió el camino marítimo hacia la India, como una alternativa a la vía del Mediterráneo, la cual era dominada por los árabes.

Casi tres siglos después, la tripulación del almirante inglés George Anson sufría las mismas consecuencias. En un viaje a las costas del Pacífico Sur, que duró casi ocho meses, 626 de sus 961 tripulantes y oficiales no regresaron al puerto de origen, la mayoría de ellos murieron a causa del escorbuto.

Por aquellos tiempos, se llegaron a encontrar barcos abandonados en medio del mar, porque toda la tripulación había fallecido.

Durante la segunda mitad del siglo XV se logra un gran avance en la lucha contra el escorbuto. Algunos navegantes ya habían descubierto la importancia de los frutos cítricos para la prevención de esta enfermedad.

En 1753, el doctor James Lind, médico cirujano naval, demostró que la enfermedad podía vencerse comiendo limones y naranjas. Su estudio se publicó con el nombre de: *A treatise of the Scurvy* (Un tratado del escorbuto) y fue fundamental para la continuación de los viajes marinos sin la presencia de este terrible mal. Por eso, cuando algunos años después el capitan Cook descubre Australia y Nueva Zelandia, lo logra de una manera nueva para la época; sin un solo caso de escorbuto. Sus barcos habían sido debidamente abastecidos con limones y frutas frescas.

Dos siglos más tarde, se consigue aislar del limón la sustancia conocida como ácido ascórbico o vitamina C.

En 1934 se otorgó el premio Nobel de química al profesor sueco Euler, porque descubrió en el limón una sustancia que cura la neumonía.

Actualmente la industria farmacéutica utiliza el limón para elaborar diversos productos; pero siempre será mejor consumir este benéfico fruto en su forma natural.

Descripción
y composición del limón

El árbol de este fruto mide entre 4 y 5 m de altura, tiene ramas finas y espinosas, hojas ovales enteras y flores pequeñas.

El limón es originario de Asia, pero su cultivo se ha difundido por todo el mundo.

Este fruto tiene tres partes principales: el epicarpio, que es la cáscara; el mesocarpio, que es la parte blanca y esponjosa que está entre los gajos y la cáscara; y el endocarpio, que es donde se encuentran los gajos y el jugo.

Aquí mencionamos las composiciones referentes al mesocarpio y al endocarpio.

Mesocarpio	
Agua	75%
Azúcares	44%
Celulosa	33%
Materias prácticas	20%

Endocarpio

Agua	81.0 %
Proteínas	0.7 %
Grasas	0.5 %
Carbohidratos	7.7 %
Calorías	44.0 %
Acido cítrico	9.3 %

La cáscara contiene abundante esencia de limón. En el jugo de los gajos podemos encontrar ácido cítrico, ácido fórmico, ácido málico, vitamina C, vitamina B y ácido acético, además de otras sustancias.

Algunas propiedades curativas del limón se pierden al calentarlo o al utilizarlo para preparar productos embotellados, por eso es mejor tomar siempre el jugo de limón "crudo" y fresco.

Las vitaminas del limón son capaces de eliminar una gran cantidad de microbios. Y el mito de que rebaja los glóbulos rojos, es totalmente falso; al contrario, mata los gérmenes patógenos de la sangre y vitaliza el plasma sanguíneo, ayudando al organismo a defenderse y a curarse.

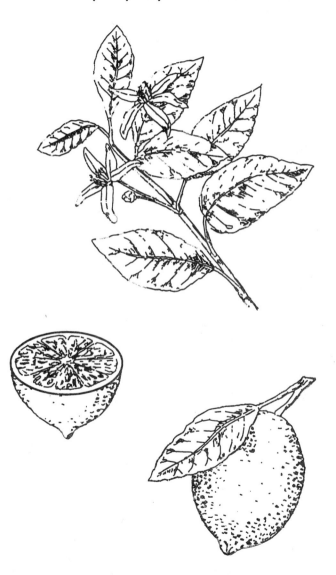

Propiedades
curativas del limón

El limón es un efectivo antiescorbútico, muy recomendable para las personas que no tienen alimentos frescos a la mano, como exploradores, marineros, soldados en campaña, etc. Además, es un fruto muy refrescante y diurético.

También tiene propiedades astringentes y vermífugas, es un buen sudorífico y un magnífico auxiliar contra la disentería, dolores del hígado, gota, anginas gangrenosas y artritis.

Este benéfico fruto está reconocido como un excelente desinfectante, muy útil contra infecciones en el colon, donde comúnmente hay fermentaciones anormales. También activa el flujo de la bilis y ayuda para que fluyan mejor las secreciones entéricas.

Se aconseja el jugo de limón, sin azúcar, contra la fiebre. Y tomándolo continuamente, de manera adecuada, es muy eficaz contra reumatismo, diabetes, lumbago, ciática, nefritis, asma, tos, insuficiencia mitral, esclerosis de la sangre y sífilis.

Está comprobado que el jugo de limón contiene propiedades que regeneran las células de los enfermos y purifican su sangre, ayudándoles a recuperar la vitalidad rápidamente.

En el caso de heridas que sangren, es recomendable ponerles jugo de limón, ya que gracias a su acidez, comprime los vasos sanguíneos, cicatriza y desinfecta, matando todos los microbios. Si se aplica sobre las úlceras, purifica los tejidos.

También es un efectivo neutralizante contra los venenos de serpientes, arañas y otros animales.

Cuando se padece arritmia cardiaca, hay que beber jugo de limón en cantidades adecuadas. Pero se debe dejar de tomar cualquier producto farmacéutico.

Utilizando la cáscara del limón rallada, mezclándola con trocitos de manzana y miel, se fortifican el sistema nervioso y los huesos, a la vez que se despeja el cerebro, mejorando la memoria.

En el siguiente capítulo haremos mención de muchas otras enfermedades, contra las cuales el limón juega un papel muy importante.

El limón contra el cáncer

Si no se consume la vitamina C necesaria diariamente, el peligro de cáncer es más probable. Se han realizado diversos estudios que comprueban esta afirmación. Mencionaremos uno realizado en California hace algunos años, en el cual se descubrió que entre las personas con un consumo alto de vitamina C, la incidencia de cáncer era únicamente de un 40%; y por el contrario, en aquellas personas con dietas pobres en esta vitamina, el porcentaje era más alto.

Después de estos estudios, se determinó que el consumo de limón en forma adecuada, evita eficazmente el cáncer.

Existen muchas otras evidencias que demuestran las propiedades curativas del limón contra esta terrible enfermedad, pues este fruto aporta resistencia al organismo contra diversos microbios.

Consumo del limón

De acuerdo a cada padecimiento, es la cantidad de jugo que se debe tomar. Pero para mantenerse sano y prevenir enfermedades, se aconseja cumplir con los requerimientos diarios de vitamina C que necesita nuestro organismo. Así, sabemos que un adulto requiere 80 mg diarios; un niño 50 mg; un adolescente 11 mg; y una mujer lactante, 140 mg.

Para obtener 80 mg de vitamina C, necesitamos el jugo de 7 a 8 limones aproximadamente.

Como ya lo dijimos, la mejor manera de aprovechar el jugo del limón, es tomándolo fresco, es decir, sin que haya de por medio algún calentamiento o no se tome inmediatamente, pues la vitamina C se pierde con el calor y al contacto con el aire. Por estas razones, cuando se parten algunos limones, hay que utilizarlos enseguida. Si se prepara una limonada con anticipación, debe guardarse en el refrigerador para que conserve sus propiedades.

Se aconseja tomar el jugo de limón a través de un popote, para evitar el contacto con los dientes, ya que a muchas personas les provoca una sensación desagradable.

Una forma de acostumbrarse al jugo de limón, es rabajándolo al principio con un poco de agua tibia, o mezclándolo con el caldo de algunas verduras.

También se puede consumir el limón agregando su jugo a deliciosas y frescas ensaladas, al principio de una comida, ya que así se estimulan las glándulas estomacales, ayudando a tener apetito y favoreciendo una buena digestión.

Cuando se siente ardor en el estómago después de haber consumido jugo de limón, significa que la mucosa digestiva está dañada, debido a malos hábitos alimenticios. En estos casos, es necesario modificar dichos hábitos para regenerar los tejidos internos. Por otra parte, el consumo de jugo de limón debe hacerse en forma moderada, aumentando poco a poco la cantidad, mientras se restablece el organismo.

En algunos tratamientos el limón se usa de manera externa, ya sea en frotaciones o aplicando su jugo directamente, en gotas.

Es muy importante recordar que el limón no actúa solo, sino junto con otros alimentos naturales. No es posible conservarse sano mientras no se tengan buenos hábitos alimenticios.

Si tú comes mucha carne o tienes la mala costumbre de consumir alimentos procesados, ahora es el momento de reflexionar y pensar en una buena salud. Nosotros recomendamos alimentarse bajo un regimen naturista, esto es, sin comer carne ni alimentos refinados, evitar las bebidas alcohólicas y los refrescos, pues se ha comprobado que estos productos son los principales causantes de diversas enfermedades.

Teniendo una alimentación apegada a la Naturaleza, tu cuerpo se mantendrá fuerte y vigoroso, tu mente lúcida y tu organismo sano.

Aplicaciones medicinales del limón

Acidez estomacal

Sensación de ardor provocada generalmente por la fuerte acidez del jugo gástrico.

Tomar una vez al día el jugo de 2 limones grandes, mezclándolo con la misma cantidad de agua y un poco de miel o piloncillo. No usar azúcar.

Acné

Afección de la piel, que se reconoce por la aparición de barros y espinillas.

Se aconseja frotarse la cara, después de lavarse, con un algodón mojado en jugo de limón diluido en una cantidad de agua igual a la del jugo. Además, tomar el jugo de 2 limones tres veces al día. Puede endulzarse con un poco de miel o piloncillo.

Afta

Infección causada en la boca por la presencia de hongos.

Poner a hervir el jugo de 5 limones grandes y la misma cantidad de agua. Agregar un poco de miel o piloncillo y dejar reposar durante media hora.

Hacer enjuagues orales cinco o seis veces al día.

Alcoholismo

Enfermedad que se caracteriza por el deseo irresistible de tomar bebidas alcohólicas, provocando serios problemas en el hígado y otros órganos, además del daño moral y psicológico.

Tomar antes de cada comida buenas cantidades de jugo de limón diluido con agua. Puede endulzarse con miel o piloncillo.

Alopecia

Caída del cabello. Cuando no es por razones hereditarias, el proceso puede hacerse reversible con el tratamiento adecuado.

Partir un limón grande y exprimir cada mitad friccionando el cuero cabelludo. Se recomienda hacer este tratamiento todas las noches antes de acostarse.

Amigdalitis (anginas)

Inflamación de las amígdalas, que se encuentran en la garganta.

Hacer gárgaras con jugo de limón tres veces al día. Si lo desea, puede endulzar el jugo de limón con miel o piloncillo.

Angina de pecho

Dolor intenso, y generalmente repentino, en el pecho, que puede ser provocado por una mala circulación.

Tomar en ayunas el jugo de 15 limones.

Arterioesclerosis

Engruesamiento y endurecimiento de las arterias. Esta enfermedad puede producir graves trastornos circulatorios.

Poner a hervir el jugo de 5 limones y la misma cantidad de agua. Se puede endulzar con un poco de miel o piloncillo.

Tomar, a pequeños sorbos, un vaso en ayunas y otro antes de acostarse, durante diez días. Luego, descansar otros diez días, después de los cuales se reanuda el tratamiento.

Artritis

Inflamación de una o varias articulaciones.

La curación de esta enfermedad se realiza en forma progresiva.

Primer día: tomar el jugo de un limón mezclado con igual cantidad de agua; puede endulzarse con miel o piloncillo.

Segundo al décimo día: agregar el jugo de un limón cada día hasta llegar a 10 limones.

Diez días siguientes: rebajar un limón diario hasta que vuelva a quedar el jugo de uno solo.

Después, seguir el tratamiento tomando el jugo de un limón diariamente, durante otros dieciocho días.

Asma bronquial

Enfermedad que se caracteriza por la dificultad para respirar. Puede ser resultado de una alergia o de otros trastornos pulmonares.

Tomar en la mañana, cada media hora, el jugo de un limón mezclado con agua de menta natural hervida.

Hacer esto entre seis y ocho veces al día.

Continuar el tratamiento durante quince días.

Astenia

Cansancio general del cuerpo. Es una enfermedad tanto física como psicológica.

Poner a hervir 1/2 litro de agua con 10 g de cáscara de limón. Después, dejar reposar durante media hora, con el recipiente tapado. Puede endulzarse con miel o piloncillo.

Tomar un poco en ayunas, luego por la tarde, y otra vez en la noche, media hora antes de acostarse.

Atonía

Falta de fuerza o tono en los músculos. Se refiere a los músculos que forman los órganos internos. La atonía produce disminución de la excitabilidad muscular.

Preparar una taza de jugo de limón con la mitad de agua, agregándole una rodaja de toronja y un poco de miel.

Tomar en ayunas y por la tarde.

Esta bebida tonifica el hígado y es efectiva contra la diarrea e intoxicaciones intestinales menores.

Atonía senil

Pérdida de fuerza muscular a consecuencia del proceso de envejecimiento.

Poner a remojar 50 g de cáscara de limón fresco en 100 g de alcohol de 85 grados. Dejar durante diez días y luego filtrar.

Tomar 50 gotas al día, mezcladas con un poco de agua, dos o tres horas antes de comer.

Botulismo

Intoxicación muy peligrosa causada por comer alimentos contaminados por la bacteria *Clostridium botulinum*, que afecta las terminaciones nerviosas de los músculos.

En estos casos hay que hacer varias cosas de inmediato:

1.- Llamar al doctor urgentemente.

2.- Provocar el vómito al enfermo, para que expulse todo el alimento contaminado.

3.- Ayudar a la limpieza de los intestinos con lavados de una infusión de sábila (un trozo de sábila hervido en un litro de agua).

4.- Darle a tomar al enfermo el jugo de 4 limones, diluido en 1/2 litro de agua hervida.

Bronquitis

Inflamación de los bronquios. Puede originarse de un resfriado o de alguna infección del aparato respiratorio.

Preparar limonada con 1/2 litro de agua y el jugo de 5 limones. Endulzar con miel o piloncillo.

Tibiar y tomar un vaso en ayunas y otro por la tarde.

Cabeza, dolor

Malestar provocado por la contracción de los vasos sanguíneos del cerebro.

Puede deberse a diferentes causas, por lo cual para lograr un tratamiento adecuado es necesario saber exactamente qué lo provoca. Sin embargo, para lograr un alivio, recomendamos lo siguiente:

Tomar 1/2 taza de jugo de limón en ayunas.

También, cortar un limón en dos partes y friccionar la zona adolorida con cada mitad.

Cálculos biliares

Grumos o "piedritas" que se forman en la vesícula biliar.

Preparar una taza de jugo de limón y mezclarlo con agua, para acompletar 1/2 litro. Agregarle

una cucharada de lecitina de soya y 1/2 cucharada de extracto de alcachofa. Puede endulzarse con miel o piloncillo.

Tomar tres veces al día, antes de cada comida.

Otros especialistas recomiendan el siguiente tratamiento:

Mezclar el jugo de 9 limones grandes con 1/2 litro de aceite de olivo.

Tomar una cucharada cada hora, durante las 24 horas del día.

No comer nada, hasta que se logre la expulsión de los cálculos.

Cálculos renales

"Piedras" que se forman en el interior del riñón debido a la precipitación de elementos contenidos en la orina.

Primer día: tomar el jugo de un limón con la misma cantidad de agua.

Después, aumentar un limón diariamente, durante siete días.

Luego, proceder a la inversa: rebajar un limón diario hasta llegar a uno solo.

Repetir este tratamiento dos veces seguidas.

Callo

Tejido endurecido y engruesado, que se presenta en los pies generalmente.

Colocar una rodaja de limón sobre el callo durante toda la noche.

Repetir el procedimiento dos o tres noches seguidas, para ablandar el callo y facilitar su extirpación.

Cirrosis hepática

Enfermedad del hígado que se caracteriza por la pérdida del tejido hepático y endurecimiento del tejido conjuntivo.

Tomar dos vasos de jugo de limón al día.

Para ayudar a este tratamiento, se recomienda una dieta vegetariana, a base de frutas y vegetales crudos.

Cistitis

Inflamación de la vejiga urinaria, que puede ser originada por una infección de uretra, riñón o próstata.

Tomar buenas cantidades de limonadas calientes endulzadas con miel.

También se recomienda la aplicación de compresas de algodón empapadas en jugo de limón caliente, durante una o dos horas, sobre la zona de los riñones.

Clorosis

Tipo de anemia nutricional. Se presenta en los adolescentes la mayoría de las veces.

En 1/2 litro de agua, poner a hervir 15 g de hojas de limonero muy bien picadas.

Después, dejar en reposo durante una hora.

Luego, filtrar y agregarle, a baño María, 180 g de piloncillo.

Tomar en cucharadas, varias veces al día.

Cólera

Enfermedad muy contagiosa provocada por un virus llamado *vibrio colérico*. Provoca diarreas continuas y debilidad en el aparato digestivo.

Preparar una limonada con un litro de agua, el jugo de 12 limones y 500 g de piloncillo. Guardar en el refrigerador.

Tomar varias veces al día.

Además, cuidar la higiene personal y de los alimentos a la hora de comer.

Colecistitis

Inflamación de la vesícula biliar causada por una infección o lesión.

Poner a hervir en 1/2 litro de agua 20 g de cáscara de limón, bien picada.

Después, se deja reposar 15 minutos.

Luego, agregar el jugo de 6 limones. Se puede endulzar con un poco de miel.

Tomar un vasito en ayunas, otro a media tarde y el último del día, antes de acostarse.

Cólico hepático

Dolor agudo en el hígado que se produce a consecuencia de contracciones espasmódicas. Muchas veces se debe a una mala alimentación, con exceso de grasas y bebidas alcohólicas.

Tratamiento para después que ha sido controlado el dolor:

Mezclar el jugo de 10 limones con 1/2 litro de agua y un poco de miel, si se desea.

Tomar una taza en ayunas, otra a media tarde y la última un poco antes de acostarse.

Debe tomarse a temperatura tibia y en pequeños sorbos.

Colitis

Inflamación del colon, que se acompaña de molestias en todo el intestino grueso.

No comer nada todo un día, sólo beber en varias raciones una preparación hecha con 2 litros de agua hervida, el jugo de 6 limones frescos y un poquito de agua de azahar.

Después, durante quince días seguidos, tomar en ayunas una cucharadita de barro en medio vaso de agua.

Además, hacer un lavado con agua de manzanilla, tomillo y una cucharada de aceite.

Como tratamiento externo, aplicar fomentos de agua caliente con un poco de jugo de limón sobre la zona afectada.

Conjuntivitis

Inflamación de la membrana que cubre el interior de los párpados y la superficie visible del ojo.

Hervir 1/4 de litro de agua durante cinco minutos y luego agregarle el jugo de un limón grande y fresco.

Cuando el preparado esté tibio, usarlo para lavar los ojos cuidadosamente.

Convalescencia

Es el tiempo de recuperación posterior a una operación quirúrgica o a una enfermedad aguda.

Poner a hervir en 1/2 litro de agua 20 g de hojas de limonero bien picadas.

Después, dejar en reposo treinta minutos, manteniendo tapado el recipiente.

Luego, filtrar y agregarle a baño María 200 g de piloncillo y 15 g de miel, revolviendo constantemente hasta darle la consistencia de un jarabe.

Tomar en cucharadas varias veces al día.

Descalcificación

Pérdida de calcio, y debilidad en los huesos.

Poner en una botella de 1/4 de litro un cascarón de huevo bien machacado y el jugo de un limón. Cerrar el frasco y dejarlo en un lugar fresco durante dos horas.

Después, agitar la botella y filtrar.

Luego, agregar 1/2 litro de agua y endulzar con miel o piloncillo.

Tomar varias veces al día.

Continuar el tratamiento durante tres semanas.

Desequilibrios nerviosos

Trastornos originados por distintas causas en el sistema nervioso.

Se recomienda tomar en ayunas el jugo de 2 limones.

Con esto se logra una rápida desintoxicación de las células nerviosas, consiguiendo así una sensación de bienestar y tranquilidad.

Diabetes

Enfermedad que se caracteriza por la incapacidad del organismo para transformar debidamente ciertas sustancias. El diabético no quema carbohidratos por la falta de insulina, una de las hormonas que produce el páncreas. Esto provoca la acumulación de azúcar en la sangre, que después pasa a la orina.

Tomar jugo de limón varias veces al día, durante ocho días seguidos, cada dos meses.

Precaución: antes de empezar este tratamiento, averiguar con el especialista si existe alguna contraindicación para el caso.

Dispepsia

Indigestión. Se refiere a cualquier trastorno del aparato digestivo.

Poner a hervir en 1/2 litro de agua 25 g de cáscara de limón bien picada.

Después, dejar en reposo media hora, manteniendo tapado el recipiente.

Tomar tres veces al día, una taza después de cada comida.

Eczema

Enfermedad de la piel, que puede ser ocasionada por múltiples causas. Produce enrojecimiento, comezón y formación de escamas.

Preparar una limonada con el jugo de 15 limones grandes y la misma cantidad de agua. Se puede endulzar con miel.

Tomar una taza tibia tres veces al día: en ayunas, a media tarde y antes de acostarse.

Edema

Retención de líquido que provoca la hinchazón de alguna parte del cuerpo. La hidropesía es un caso grave de edema, que muchas veces indica la presencia de un trastorno en los riñones o en el corazón.

Primero: es necesario disminuir o eliminar el consumo de sal.

Después, como tratamiento, hacer lo siguiente:

Tomar diariamente y en ayunas un vaso de jugo de limón.

Además, friccionar la parte afectada con jugo de limón y un poco de aceite esencial de limón.

Por otra parte, hay que modificar la dieta, consumiendo más alimentos que contengan vitaminas y minerales.

Embriaguez

Trastorno físico y emocional causado por la ingestión de sustancias estupefacientes que afectan al cerebro.

Tomar, continuamente y en pequeños tragos, el jugo de tres limones, solo o rebajado con un 25% de agua.

Endometritis

Enfermedad del endometrio, membrana que recubre la cavidad del útero. Este trastorno requiere atención inmediata.

Hacer lavados diarios con el jugo de 2 ó 3 limones, mezclado con agua caliente y una cucharada de sal marina.

Enterorragia

Presencia de sangre en las evacuaciones. Puede originarse por diversos motivos.

Consultar al especialista para determinar la causa.

Hacerse lavados con agua y el jugo de 2 limones.

Además, se recomienda tomar buenas cantidades de jugo de limón rebajado con agua.

Epistaxis

Hemorragia nasal. Puede ser causada por diversos motivos.

Tapar la nariz con un algodón humedecido en jugo de limón. No aspirar.

Esta curación es recomendable sólo en los casos de pequeñas hemorragias provocadas por fiebre, tos, o exceso de calor.

En el caso de una hemorragia mayor, consultar inmediatamente al especialista.

Erisipela

Afección de la piel provocada por un virus de la familia de los estreptococos.

Tomar jugo de limón varias veces al día, alternando con caldo de cebolla o de verduras.

Eritema

Enrojecimiento de la piel, que puede ser causado por infecciones, alergia, excesiva exposición al sol o contacto con sustancias venenosas.

Preparar jugo de limón mezclado con la misma cantidad de agua, y un poco de miel.

Humedecer un algodón y colocarlo sobre la parte afectada.

Otro tratamiento es tomar limonada caliente tres veces al día.

Escarlatina

Trastorno infeccioso y contagioso provocado por cierto tipo de virus. Sus síntomas son dolor de garganta, escalofríos, fiebre, vómitos y dolor de cabeza.

Tomar, en forma alterna, jugo de limón y jugo de naranja, con jugo de uva o con caldo de cebolla.

Escorbuto

Enfermedad provocada por deficiencia de la vitamina C.

Poner a hervir en 1/2 litro de agua 20 g de cáscara de limón finamente picada. Después, dejar en reposo veinte minutos. Se puede endulzar con miel.

Tomar tres tazas al día: en ayunas, a media tarde y antes de acostarse.

Escrufula perniciosa

Enfermedad, comúnmente de origen tuberculoso, que provoca una alteración de las glándulas linfáticas y de la piel.

Tomar en ayunas el jugo de 5 limones frescos.

Dos horas más tarde, se puede desayunar una buena combinación de jugo de naranja, pan integral tostado y dos yemas de huevo.

Esguince

Dolor que es causado por el estiramiento excesivo de un músculo. Puede presentarse también hinchazón y hemorragia bajo la piel.

Aplicar compresas empapadas en jugo de limón, tratando de mantener caliente la parte afectada.

Espasmos

Contracciones en los músculos de los órganos internos. Los espasmos afectan especialmente a la membrana exterior de los vasos sanguíneos y del tubo digestivo.

Tratamiento interno: tomar buenas cantidades de jugo de limón rebajado con agua y endulzado con miel o piloncillo.

Tratamiento externo: aplicar compresas empapadas en jugo de limón.

En ambos casos, el limón es de gran ayuda por su condición de antiespasmódico natural.

Esplenomegalia

Inflamación del bazo, que puede ser el resultado de distintos tipos de afecciones.

Aplicar compresas empapadas en jugo de limón.

Además, tomar varias veces al día jugo de limón rebajado con agua y endulzado con miel o piloncillo.

Estomacales, dolores

Contracciones involuntarias que tienen síntomas parecidos a los de un cólico.

Poner a hervir en 1/2 litro de agua unas ramitas de manzanilla con una rodaja de limón al cual, previamente, se ha lavado muy bien la cáscara. Tomar una taza mientras está caliente, después de la comida.

Estreñimiento

Retención de las heces o dificultad para expulsarlas de manera normal.

Tomar jugo de limón mezclado con agua tibia, en pequeños sorbos, mientras se camina por la casa, para estimular los movimientos intestinales y ayudar a la expulsión.

Febriles, estados

Elevación anormal de la temperatura del cuerpo. En un adulto la temperatura normal es de 37 grados aproximadamente.

Tomar el jugo de un limón en una taza con agua caliente y endulzar con miel o piloncillo.

Este preparado también sirve para aumentar la secreción de orina durante los estados febriles.

Precaución: cuando la fiebre está acompañada con diarrea, no debe tomarse este preparado, porque puede agudizar el problema.

Fiebre intermitente

Presentación repentina de fiebre, seguida de períodos (horas o días) sin fiebre.

Poner a hervir en 1/2 litro de agua 50 g de cáscara de limón tostada o pulverizada.

Después, dejar en reposo veinte minutos, manteniendo tapado el recipiente.

Tomar una taza tibia y con una rodaja de limón tres veces al día, lejos de las comidas.

Flebitis

Inflamación de las paredes de las venas, que puede convertirse en tromboflebitis.

Es necesario seguir un tratamiento progresivo.

Primer día: tomar el jugo de un limón con la misma cantidad de agua tibia y un poco de miel.

Segundo a décimo día: aumentar el jugo de un limón con su respectiva cantidad de agua diariamente.

Después, disminuir un limón diario, hasta las dos unidades. Con esta cantidad, continuar el tratamiento otros quince días.

También se recomienda poner a hervir unas hojas de abedul y tomar esta infusión en vez de agua.

Furúnculo

Hinchazón que puede ser a causa de grasa, polvo o restos de células de la piel, que se acumulan y tapan determinadas glándulas que existen debajo de los vellos.

Aplicar compresas empapadas en jugo de limón.

También, friccionar muy suavemente la parte afectada con aceite esencial de limón.

Además, consumir menos sal y seguir una dieta rica en verduras y frutas.

Garganta, inflamación

Malestar acompañado de dolor, que puede ser provocado por resfriados, contaminación del ambiente o cambios bruscos de temperatura, y que comúnmente se presenta junto con fiebre.

Tratamiento para niños:

Hacer gárgaras varias veces al día con jugo de limón rebajado con la misma cantidad de agua.

Tratamiento para adultos:

Hacer las mismas gárgaras usando el jugo de limón sin rebajar.

Gastralgia

Dolor de estómago de tipo nervioso.

Poner a hervir en 1/2 litro de agua unas ramitas de manzanilla.

Dejar en reposo veinte minutos y luego agregarle el jugo de medio limón.

Tomar una taza, y si es necesario, repetir la dosis.

Gastrorragia

Hemorragia del estómago que puede ser causada por infecciones, úlceras, cáncer, presión alta, etc.

Tomar cada quince minutos el jugo de 3 limones rebajado con la misma cantidad de agua.

Además, se recomienda consultar al especialista.

Gingivitis

Debilidad de la encía, que tiene como consecuencia inflamaciones o sangrados. Muchas veces se debe a un mal cuidado de los dientes.

Preparar jugo de limón rebajado con la misma cantidad de agua y un poco de miel.

Hacer enjuagues de la boca varias veces al día.

Además, frotar las encías y los dientes con la cáscara del limón debidamente lavada.

Glositis

Hinchazón de la lengua que provoca un dolor bastante fuerte.

Mezclar el jugo de 3 limones con igual cantidad de agua y hacer enjuagues cinco veces al día.

Gota

Enfermedad que se caracteriza por la incapacidad del organismo para eliminar el ácido úrico, que se halla en cantidades excesivas en los tejidos y en la sangre. Puede ser muy dolorosa y localizarse en las articulaciones, y afectar también a otros órganos internos.

Tomar el jugo de 2 ó 3 limones frescos con la misma cantidad de agua durante tres días.

Después, aumentar diariamente el jugo de un limón con su respectiva cantidad de agua hasta llegar a seis limones.

Luego, volver a reducir un limón cada día hasta quedar en dos unidades.

Seguir el tratamiento con 2 limones durante otros veinte días.

Se recomienda usar siempre el jugo de limón y el agua en partes iguales. Si se desea, puede endulzarse con un poco de miel.

Gravidez

Estado de la mujer que se presenta durante nueve meses aproximadamente (embarazo); o menos tiempo cuando se tiene un aborto.

Como un auxiliar en los procesos de la digestión y para prevenir otros malestares, se recomienda el siguiente tratamiento:

Poner a hervir en 1/2 litro de agua 15 g de cáscara de limón bien lavada y finamente picada.

Dejar en reposo veinte minutos, manteniendo tapado el recipiente.

Tomar dos tazas al día: una en ayunas y otra a media tarde.

Se le puede agregar una rodaja de limón y miel.

Gripa

Enfermedad del aparato respiratorio causada por un virus, que también afecta al sistema nervioso y a otros órganos. Si no se atiende su curación, puede convertirse en otra enfermedad más peligrosa.

Tomar continuamente buenas cantidades de jugo de limón.

Además, tratar de sudar en abundancia para eliminar la enfermedad por medio del sudor. Y luego, seguir tomando jugo de limón.

Halitosis

Mal aliento. Puede ser causado por una mala alimentación, por infecciones en la boca o por consumir productos tóxicos como el cigarro o las bebidas alcohólicas.

Poner a hervir en 1/2 litro de agua 50 g de semillas de anís.

Después, agregarle 1/4 de litro de jugo de limón y revolver bien.

Dejar en reposo durante cuatro horas y luego filtrar.

Hacer enjuagues bucales tres veces al día: el primero en ayunas, después a media tarde y el otro antes de acostarse.

Helmintiasis

Enfermedad causada por cierto tipo de gusanos planos llamados helmintos, que se transmiten al hombre por medio de alimentos contaminados. Estos gusanos o parásitos se localizan generalmente en los intestinos.

Tratamiento para niños:

Machacar muy bien las semillas del limón y dárselas con un poco de miel, en pequeñas dosis.

Tratamiento para adultos:

Cortar un limón grande o dos pequeños en rodajas y ponerlo a hervir en 1/2 litro de agua, durante veinte minutos.

Tomar este preparado varias veces al día, a pequeños sorbos.

Hematuria

Expulsión de sangre junto con la orina. Puede deberse a algún trastorno del riñón, de la uretra o de la vejiga.

Preparar jugo de limón, calentarlo y mezclarlo con un poco de agua hervida.

Tomar varias veces al día como si fuera agua sola.

Además, consultar al especialista.

Hemicránea

Dolor que se presenta sólo en una mitad de la cabeza. Puede deberse a trastornos nerviosos o digestivos.

Cuando es de origen nervioso, se recomienda poner a hervir en 1/2 litro de agua 15 g de flores de naranjo y tomar varias veces.

En caso que sea de origen digestivo, se recomienda poner a hervir en 1/2 litro de agua unas
ramitas de yerbabuena.

Luego, agregarle el jugo de un limón grande y
fresco.

Tomar una taza en ayunas, después a media tarde
y otra antes de acostarse.

Hemoptisis

Expulsión de sangre por la boca, que viene de los
pulmones. Cuando esto se presenta, requiere inmediata atención del especialista.

Como tratamiento auxiliar, aplicar a la zona de los
pulmones compresas empapadas en jugo de
limón.

Además, tomar también buenas cantidades de
jugo de limón.

Hemorroides

Dilatación de las venas y los vasos sanguíneos de
la zona del recto y del ano. Esta enfermedad, que
puede ser muy dolorosa, afecta principalmente a las
personas que están mucho tiempo sentadas.

Aplicar compresas empapadas de jugo de limón
recién exprimido en la parte afectada.

Hígado, afecciones

Malestares del hígado, como pueden ser dolores, inflamación, ardor, etc.

Lavar muy bien un limón y cortarlo en rodajas.

Ponerlo a hervir en 1/4 de litro de agua durante quince minutos aproximadamente.

Tomar una taza en ayunas y otra antes de acostarse.

Puede endulzarse con un poquito de miel o piloncillo.

Hiperclorhidria

Enfermedad que se presenta cuando se produce demasiado ácido clorhídrico en el estómago, provocando acidez, salivación en exceso, náuseas y, muy frecuentemente, dolor en la parte alta del abdomen.

Para regular la producción de ácido clohídrico y conservarla en su nivel normal, se recomienda tomar jugo de limón rebajado con agua varias veces al día.

Además, tener una alimentación balanceada, rica en frutas y verduras.

Hipercolesterolemia

Aumento del nivel normal de colesterol en la sangre.

Tomar diariamente uno o dos vasos de jugo de limón recién exprimido, mezclado con tres cucharaditas de lecitina de soya.

Hipertensión

Aumento permanente de la presión sanguínea (presión alta). Es un estado relativamente grave porque puede provocar trastornos en el sistema cardiovascular.

En estos casos se recomienda un tratamiento progresivo.

Primer día: tomar el jugo de 2 limones con la misma cantidad de agua, y agregándole un poquito de miel.

Luego, aumentar diariamente el jugo de un limón con su respectiva cantidad de agua, durante otros once días.

Después, disminuir su cantidad al mismo ritmo hasta llegar a los dos limones.

Continuar el tratamiento con esta cantidad durante ocho días más.

Hipertiroidismo

Actividad excesiva y anormal de la glándula tiroides.

Tomar tres veces al día el jugo de 3 limones rebajado con la misma cantidad de agua, y endulzado con un poco de miel.

Hacer esto durante diez días.

Hipo

Contracción espasmódica y violenta del músculo que separa el abdomen del tórax.

Chupar un pedazo de piloncillo mojado en jugo de limón.

Repetir este tratamiento las veces que sea necesario.

Ictericia

Coloración amarillenta de la piel causada por un mal funcionamiento del hígado.

Preparar una taza de jugo de limón y mezclarla con una cantidad igual de agua purificada. Endulzar con un poco de miel.

Tomar una taza en ayunas y otra a media tarde.

Inapetencia

Falta de apetito. Puede ser causada por distintos motivos; como preocupaciones, depresión, malestares físicos, etc.

Poner a remojar en 1/4 de litro de alcohol de 85 grados durante 9 días, 100 g de cáscara de limón bien lavada y finamente picada.

Después de este tiempo, filtrar.

Poner 70 gotas de esta preparación en dos dedos de vino blanco seco y tomar antes de cada una de las comidas principales.

Indigestión

Trastorno del estómago, que puede ser causado por alteraciones nerviosas o por beber o comer algo en mal estado.

Poner a hervir en 1/2 litro de agua unas ramitas de manzanilla y un poco de anís verde.

Cuando se enfríe, agregarle una cucharada de jugo de limón y cinco gotas de aceite esencial de limón.

Tomar dos veces al día: una taza en ayunas y otra a media tarde.

Infecciones

Trastornos provocados por la acción de un microbio, que ataca diversos tejidos. Las infecciones pueden ser internas o externas.

Tratamiento contra infecciones internas:

Se recomienda tomar jugo de limón rebajado con agua, varias veces al día.

Tratamiento contra infecciones externas:

En los casos de cortadas o mordedura de animales, poner jugo de limón directamente sobre la herida.

Cuando la infección es grave, es necesario consultar inmediatamente al especialista.

Inflamaciones a nivel general

Reacciones de los tejidos del organismo a una determinada agresión. Puede provocar enrojecimiento de la piel, hinchazón y dolor.

Tratamiento externo:

Aplicar compresas empapadas en jugo de limón y aceite de germen de trigo en la parte afectada.

Tratamiento interno:

Tomar buenas cantidades de jugo de limón rebajado con agua caliente. Endulzar con miel o piloncillo, si se desea.

Insuficiencia gástrica

Funcionamiento anormal del aparato digestivo.

Poner a hervir en 1/2 litro de agua 15 g de cáscara de limón bien lavada y picada.

Dejar en reposo durante veinte minutos, manteniendo tapado el recipiente.

Tomar una taza después de cada comida principal.

Insuficiencia hepática

Mal funcionamiento del hígado. Puede deberse a una mala alimentación.

Poner a hervir en 1/2 litro de agua 10 g de cáscara de limón bien lavada y finamente picada.

Después, dejar en reposo durante 30 minutos y endulzar con miel.

Tomar una taza en ayunas y otra antes de acostarse.

Intestinales, afecciones

En general, cualquier tipo de trastorno que se presente en los intestinos.

Tomar buenas cantidades de jugo de limón rebajado con la misma cantidad de agua.

Para mejores resultados, añadir un poco de aceite de ajo.

Además, cuidar la alimentación; comer principalmente frutas y verduras, y evitar cualquier tipo de alimento tóxico.

Leucorrea

Flujo blanquecino de la vagina o el útero causado por algún tipo de trastorno en los órganos genitales de la mujer.

Tomar dos o tres vasos de jugo de limón al día.

Además, hacerse lavados vaginales diarios con agua hervida mezclada con el jugo de dos limones y una cucharadita de cloruro magnésico cristalino.

Para complementar la acción desinfectante, se recomienda consumir ajo crudo.

Lombrices

Parásitos que se alojan en el aparato digestivo humano, y que tienen un sistema reproductor capaz de producir miles de huevos. Entre otros malestares, causan comezón anal, nerviosismo e insomnio.

Tomar jugo de limón con miel varias veces al día, así como jugo de zanahoria.

Además, se recomienda hacerse lavados con agua en la que se hayan hervido algunos dientes de ajo.

Mala circulación

Diferentes tipos de trastornos presentes en la circulación sanguínea.

Preparar jugo de limón rebajado con la misma cantidad de agua y ponerle un poco de miel.

Tomar tres tazas al día: en ayunas, a media tarde y antes de acostarse.

Malaria

Enfermedad transmitida por el mosquito anofeles, que provoca la muerte cuando no es atendida inmediatamente.

Poner a hervir en 1/2 litro de agua 50 g de hojas de limonero bien lavadas y finamente picadas.

Después, dejar en reposo durante una hora.

Luego, agregar 250 g de piloncillo y poner a baño María, revolviendo continuamente hasta que tenga la consistencia de un jarabe.

Tomar varias cucharadas al día, lejos de las comidas principales.

Metabolismo basal

Funcionamiento anormal del proceso de renovación natural de las células y los tejidos de todo el cuerpo.

Preparar una taza de jugo de limón rebajado con igual cantidad de agua. Si se desea, endulzar con miel.

Tomar un poco tres veces al día: en ayunas, a media tarde y antes de acostarse.

Beber a pequeños sorbos.

Meteorismo

Abultamiento muy notorio del abdomen debido a la acumulación de gases en el estómago y el intestino.

Poner a hervir en 1/2 litro de agua 15 g de cáscara de limón bien lavada y finamente triturada.

Luego, dejar reposar durante media hora, manteniendo tapado el recipiente.

Tomar tres tazas al día: en ayunas, a media tarde y antes de acostarse.

Esta bebida debe tomarse tibia y a pequeños sorbos.

Nefritis

Inflamación de los riñones. Puede ser originada por una mala alimentación, por tomar demasiados medicamentos o por otras causas.

Poner a hervir en 1/2 litro de agua 50 g de hojas de limonero bien lavadas y picadas.

Después, dejar en reposo durante una hora.

Luego, agregarle 200 g de piloncillo y calentar a baño María, revolviendo.

Tomar dos tazas al día: una en ayunas y otra antes de acostarse.

Neuralgia

Dolor en los nervios, sin alteraciones físicas visibles de los nervios afectados.

Cortar un limón en dos y masajear con cada mitad la zona adolorida.

Obesidad

Acumulación excesiva de grasa en diferentes partes del cuerpo. Puede ser consecuencia de una mala alimentación o de mal funcionamiento en otros procesos del organismo.

Lavar muy bien y partir 3 limones y 2 toronjas.

Poner a cocer con todo y cáscara en 1/2 litro de agua.

Cuando comience a hervir, agregar 2 cucharadas grandes de miel y dejar en el fuego cinco minutos más.

Después, colar y conservar en un recipiente de barro tapado.

Tomar un pequeño vaso antes de cada comida.

Ocena

Inflamación de la mucosa de la nariz. Esta enfermedad puede provocar la pérdida del olfato. Además, produce costras de olor muy desagradable, causando con esto el rechazo social.

Preparar el jugo de 3 limones y rebajarlo con la misma cantidad de agua.

Por medio de un gotero, poner cinco gotas en una fosa nasal y aspirar manteniendo la otra tapada.

Proceder de la misma manera con la otra fosa nasal.

Repetir el tratamiento las veces que sean necesarias, hasta que desaparezca la inflamación.

Ojo de perdiz

Abultamiento carnoso que se presenta entre los dedos de los pies.

Dejar, durante toda la noche, una rodaja de limón fresco entre los dedos afectados, para ablandar y facilitar su extirpación.

Ojos, enrojecimiento

Irritación que puede ser causada por cansancio o por contaminación del medio ambiente.

Preparar jugo con 3 limones, y diluir con la misma cantidad de agua hervida.

Poner unas cinco gotas en cada ojo; si el enrojecimiento no desaparece, repetir el tratamiento.

Orquitis

Hinchazón de los testículos, que se caracteriza por una sensación exagerada de peso. Si se complica, puede provocar anemia.

Tomar el jugo de 5 limones en ayunas.

Repetir el tratamiento en la tarde con el jugo de 4 limones.

Y por la noche, antes de acostarse, tomar el jugo de 5 limones más.

Además, como complemento, se recomienda una dieta rica en frutas, tales como uvas, melones y peras, así como baños de sol en la zona afectada.

Ovaritis

Inflamación en los ovarios (órganos femeninos donde se producen y maduran los óvulos cada mes), que puede ser el resultado de una infección.

Tratamiento externo:

Poner compresas empapadas en jugo de limón sobre la región de los ovarios.

Tratamiento interno:

Tomar en ayunas el jugo de 3 limones, rebajado con la misma cantidad de agua.

Además, preparar 1/2 litro de té de artemisa y agregarle el jugo de 4 limones grandes.

Tomar esta bebida varias veces al día.

Panadizo

Lesión con pus, muy dolorosa, en la punta de un dedo. Puede ser causada por un piquete o herida que se ha infectado.

Cortar un limón por uno de sus extremos y meter el dedo en la parte más grande, lo máximo de tiempo que se pueda aguantar.

Páncreas, afecciones

Muchas veces se inflama este órgano debido a gérmenes nocivos provenientes del intestino. El páncreas se encarga de producir sustancias que ayudan en el proceso digestivo.

Tratamiento interno:

Tomar el jugo de 3 limones, rebajado con la misma cantidad de agua, dos o tres veces al día.

Tratamiento externo:

Colocar compresas tibias empapadas en jugo de limón sobre la parte afectada.

Picaduras de mosquito

Pequeñas inflamaciones, a veces con hinchazón y comezón.

Partir un limón en dos y frotar con cada mitad sobre la parte donde se encuentran los piquetes.

Piel agrietada

Hendiduras en la piel, que muchas veces son dolorosas. Comúnmente se presentan en los pliegues de pies y manos, así como en los pezones y el ano.

Hacer un preparado con el jugo de 8 limones y aceite de germen de trigo en cantidades iguales y frotar suavemente las partes afectadas.

Además, colocar compresas empapadas de este preparado.

Pies cansados o hinchados

Malestar que puede ser provocado por caminar demasiado o por otras causas.

Frotar los pies con un algodón empapado en jugo de limón.

Piorrea

Enfermedad de los dientes, causada por una mala higiene.

Exprimir medio limón en un vaso de agua.

Después, con un cepillo de buena calidad, frotar los dientes y las encías.

Pirosis

Ardor en el estómago, que puede ser causado por una mala alimentación: comer demasiado picante, tomar bebidas alcohólicas, o consumir otros alimentos irritantes.

Exprimir el jugo de un limón en medio vaso de agua.

Hacer esto tres veces al día y tomarlo media hora antes de cada comida.

Además, tener una dieta sana, sin exceso de grasas y con abundancia de verduras cocidas.

Pitiriasis

Descamación de la piel, que afecta especialmente el cuero cabelludo. Esta afección puede traer consecuencias negativas a nivel social.

Preparar suficiente jugo de limón y frotar sobre el cuero cabelludo.

Seguir el tratamiento diariamente hasta que desaparezca el problema.

Después, como una medida higiénica, hacerlo dos o tres veces cada semana.

Próstata, afecciones

Cuando se presenta algún trastorno en este órgano, el primer síntoma es la dificultad para orinar.

Poner a hervir en 1/2 litro de agua una cebolla mediana, un nabo, un poco de apio y unas hojas de col.

Después, ya en frío, agregar el jugo de 3 limones grandes.

Tomar una taza en ayunas y otra a media tarde.

Además, consultar de inmediato al especialista.

Prurito

Comezón en la piel, sumamente desagradable, que provoca el deseo de rascarse. Este malestar puede ser causado por comer algo echado a perder o por otras razones.

Partir un limón y frotar con cada mitad la parte afectada.

Además, cuando sea por intoxicación a causa de alimentos, seguir una dieta rica en frutas y verduras.

Ptosis

Descenso o caída de un órgano. El limón es particularmente indicado contra la caída del estómago y del intestino porque su acción astringente da nueva vida a los tejidos.

Tomar cinco o seis veces al día, buenas cantidades de jugo de limón, hasta hacer un total diario de 15 a 20 limones.

Hacer esto durante dos semanas.

Pulmonía

Infección e inflamación de los pulmones.

Tratamiento auxiliar:

Preparar el jugo de 15 limones y agregarle 2 cucharadas de aceite de olivo. Tomar en pequeños sorbos.

Además, consultar al especialista inmediatamente.

Reumatismo articular

Enfermedad que ataca articulaciones y músculos. Muchas veces, es de naturaleza infecciosa. Es una de las principales causas de invalidez en la mayoría de los países del área templada del planeta.

Tratamiento progresivo:

Primer día: tomar el jugo de 2 limones, rebajado con la misma cantidad de agua y endulzado con una cucharada de miel.

Después, aumentar diariamente el jugo de 2 limones con su respectiva cantidad de agua, hasta llegar a 30 limones.

Luego, disminuir al mismo ritmo hasta llegar a los dos limones.

Descansar una semana del tratamiento, y después continuarlo.

Sabañones

Irritaciones de la piel, como consecuencia de la exposición prolongada a la humedad o al frío intenso. La afección suele atacar dedos, piernas y orejas.

Frotar la parte afectada con rodajas de limón.

Sarampión

Enfermedad infantil, muy contagiosa, cuyas complicaciones pueden ser peligrosas.

Poner a hervir en 1/2 litro de agua una cebolla mediana, partida en cuatro.

Después, ya en frío, agregarle el jugo de 5 limones.

Tomar una taza en ayunas, otra a media tarde, y la última del día antes de acostarse.

Tifus

Enfermedad que es causada por un microbio, y que se transmite, del hombre al hombre, o de un animal al hombre, a través de insectos.

Tomar grandes cantidades de jugo de limón sin rebajar.

Tos

Malestar provocado por algún trastorno en la garganta o en los bronquios.

Asar un limón a temperatura moderada y dejarlo en el comal hasta que se ponga blando.

Después, partir el limón y frotar con cada mitad la zona de la garganta.

Además, preparar un vaso de jugo de limón y agregarle 3 cucharadas de miel.

Tomar una cucharada cada vez que se tenga tos, enjuagándose luego la boca con agua tibia.

Trombosis

Obstrucción de los vasos sanguíneos a consecuencia de la formación de un coágulo de
sangre.

**Preparar 1/2 litro de jugo de limón con 25% de
agua y un poco de miel.**

**Tomar una taza en ayunas y otra a media
tarde.**

Várices

Hinchazón de las venas o de los vasos. Las piernas,
por ser las partes más alejadas del corazón, suelen ser
las más afectadas.

Tratamiento progresivo:

**Primer día: tomar el jugo de un limón con la misma
cantidad de agua y endulzado con miel.**

**Después, aumentar el jugo de un limón cada día,
con su respectiva cantidad de agua, hasta llegar a
seis limones.**

**Luego, reducir al mismo ritmo el número de
limones hasta llegar a dos.**

**Continuar el tratamiento con esa cantidad
durante otros veinte días.**

Verrugas

Pequeñas protuberancias en la piel. Pueden tener el mismo color de la piel o un tono más oscuro.

Mojar un poco de algodón con jugo de limón y aplicarlo sobre la parte afectada.

Después, hacer lo mismo con un algodón impregnado de ajo.

Luego, con otro poco de algodón empapado en jugo de cebolla.

Repetir varias veces al día el tratamiento.

Viruela

Enfermedad provocada por un virus. Se caracteriza por la aparición de granos en la cara y en otras partes del cuerpo.

Tomar buenas cantidades de jugo de limón sin rebajar.

El limón
en los alimentos

En cualquier cocina es indispensable la presencia de los limones, pues estos frutos además de proporcionar sus magníficas propiedades curativas y preventivas, aportan también su sabor y frescura.

Regularmente el limón se utiliza para acompañar otros alimentos, pero es necesario saber con cuáles es incompatible.

Sabemos que tanto el limón como las demás frutas ácidas no se deben combinar con papas o plátanos machos, ni con leche o dulces, ni con otros alimentos que contengan muchos carbohidratos, porque esto provocaría una fermentación molesta en el estómago.

Un poco de jugo de limón es ideal para acompañar comidas preparadas con verduras, frutas oleaginosas o huevos.

Es bastante recomendable usar jugo de limón y aceite de olivo como un aderezo ideal para ensaladas, de preferencia crudas, que se servirán en primer lugar, haciendo la función de aperitivo.

En vez de aderezar con vinagre industrializado las ensaladas, es conveniente usar jugo de limón, pues da mejor sabor y más frescura.

También se utiliza el limón para preparar sopas crudas de oleaginosas y vegetales; como ejemplo damos la receta siguiente:

Picar la cantidad necesaria de nueces, almendras y piñones, de acuerdo a las personas que van a comer.

Agregar cebolla, zanahorias, apio, espinacas y betabel, todo muy bien picado y triturado.

Aderezar con aceite de olivo y jugo de limón.

Tomando esta receta como muestra, tú puedes hacer otras combinaciones, utilizando diferentes verduras, que podrían ser: nabos, rábanos, col, lechuga, berro, acelgas, coliflor, etc. Y también puedes usar otras oleaginosas.

Como bebida para acompañar la comida, y además para combatir el calor, nada mejor que una fresca limonada.

Al momento de comer es conveniente tomar un vaso de agua con el jugo de medio limón, y sin endulzar.

Contra el calor y la sed provocada por la fatiga, aquí te damos una útil receta:

Exprimir 5 limones grandes en 2 litros de agua y agregar algunas hojas de menta y un poco de hielo.

Si no se toma inmediatamente, es necesario guardar en el refrigerador para que conserve sus propiedades y su frescura.

Nuevamente insistimos en que aparte de consumir limón, es necesario tener una alimentación natural, sana y balanceada, indispensable para estar saludable y vivir mejor.

Algunos usos caseros del limón

Contra las hormigas

Si en tu casa tienes árboles o plantas que son atacados por las hormigas, o si éstas se meten a tu cocina, te aconsejamos buscar los agujeritos en donde viven y hacer un círculo con jugo de limón alrededor de ellos. Con esto lograrás que ya no vuelvan a salir por ahí.

Para eliminar ciertos olores

Cuando se prepara la comida con algunos alimentos que tienen un olor muy fuerte, quedan las manos impregnadas con su aroma, y aun después de lavarse no desaparece el olor. En estos casos, es recomendable frotarse muy bien las manos con una mitad de limón.

También es muy frecuente que después de lavar los cubiertos y platos que se utilizaron para comer, éstos conserven todavía algún olor. La mejor forma de eliminar este persistente aroma es frotando los utensilios con una rodaja de limón.

Limpieza de objetos diversos

Para las personas que viven en provincia, y que permanecen mucho tiempo al aire libre, los sombreros de paja son muy útiles, pues las protegen eficazmente contra los rayos solares.

Por su uso cotidiano, este tipo de sombrero se va ensuciando de polvo y otras sustancias. Para limpiarlo y devolverle su brillo natural, es necesario frotarlo con un trapo humedecido en una preparación hecha con un litro de agua y el jugo de un limón grande y fresco.

Después de limpiarlo hay que dejarlo secar a la sombra.

Algunos objetos metálicos, de cobre o de plata, como anillos, cadenas, ceniceros, figuras, etc., después de algún tiempo se oscurecen.

Para conservarlos limpios y brillantes como cuando estaban nuevos, hay que frotarlos con una mitad de limón, y después, sin enjuagarlos con agua, secarlos con un trapo limpio y suave.

Contra las manchas de óxido también es muy útil el limón. Para que desaparezcan esas manchas es necesario cubrirlas con una preparararación de jugo de limón y sal. Luego, dejar pasar media hora, y lavar.

Conservación de telas finas

Para mantener durante mucho tiempo el brillo y la suavidad de las prendas de seda, hay que tratarlas y cuidarlas con esmero.

Te aconsejamos hacer lo siguiente:

Después de lavar y enjuagar la prenda, métela durante un minuto en un recipiente que contenga dos litros de agua y el jugo de 3 limones. Después, tiéndela sin exprimir.

Cuidado del bebé

El jugo de limón es un eficiente auxiliar en la salida de los dientes del bebé. Frote las encías con el dedo, limpio, humedecido en una mezcla con partes iguales de jugo de limón y agua hervida.

Contra piquetes de insectos y cortadas

No existe desinfectante y antiséptico más poderoso que el jugo de limón. En los casos de ronchas causadas por piquetes de insecto y heridas que pueden infectarse, es muy recomendable frotar la parte afectada con jugo de limón o aplicar directamente algunas gotas cuando la cortada es profunda.

Para eliminar el dañino
hábito de fumar

Tomando jugo de limón diariamente, en cantidades adecuadas, se desintoxican los pulmones y se origina en el organismo un rechazo natural hacia los deseos de fumar.

Contra el insomnio
y las pesadillas

Muchas personas, principalmente en las grandes ciudades, tienen dificultad para dormir, y cuando lo logran, en ocasiones sueñan cosas horribles que las inquietan demasiado.

Para ayudar a estabilizar el sistema nervioso y conseguir un sueño reparador, recomendamos tomar el jugo de 10 limones en el transcurso del primer día; el segundo día, duplicar la dosis; y al tercer día, tomar el jugo de 35 limones. A partir de la cuarta noche, el sueño deberá ser bastante tranquilo.

Para evitar las quemaduras
de los rayos solares

Cuando la gente va a la playa y permanece expuesta mucho tiempo al sol, la piel se irrita, provocando ardor, y después de unos días comienza a caerse.

Se pueden prevenir estos malestares, friccionandose previamente la piel con jugo de limón.

En caso de no aplicar el jugo de limón con anterioridad, y que la piel ya esté irritada, es necesario rebajar con agua en igual cantidad que el jugo, y frotar suavemente las partes afectadas.

Eficaz ayuda contra la tos del perro

Existe un remedio popular entre la gente que convive con los nobles animales que cuidan la casa y sirven de compañía a las personas.

Cuando el perro comienza a mostrar síntomas de ronquera, y no puede ladrar normalmente, a causa de la tos, hay que hacerle un collar de limones.

A 5 ó 6 limones medianos se les hace un agujero y se pasa un cordel a través de ellos, luego se amarra el collar alrededor del pescuezo del animal, de tal manera que los limones queden al frente, sobre la zona de la garganta.

Usos del limón
en higiene y belleza

Cuidado del cabello

El limón es un efectivo remedio contra la caspa y la caída del cabello.

Sólo se necesita hacer una mezcla con jugo de limón y jugo de cebolla, y frotar con ella el cuero cabelludo y el cabello.

También para eliminar el exceso de grasa del cabello, nada mejor que el jugo de limón. He aquí un consejo muy sencillo.

Al momento de lavarse la cabeza, hay que agregar al agua que se va a usar el jugo de uno o dos limones.

Higiene de boca y dientes

Para enjuagarse la boca, el jugo de limón diluido es un remedio sumamente efectivo, especialmente cuando la lengua está un poco irritada.

Con el fin de tonificar las encías, se recomienda frotarlas con la parte interior de la cáscara del limón (la parte blanca). Así, será más fácil tener unos dientes fuertes y sanos.

También para cepillarse los dientes es aconsejable el uso del jugo de limón.

Cuidado de la piel

Las personas de piel grasosa deben frotarse diariamente la cara con un algodón mojado en una mezcla de jugo de limón y agua a partes iguales. Sin aplicarse ninguna otra sustancia en un lapso de veinticinco minutos.

Después de bañarse o lavarse la cara, es conveniente frotarse con la parte interior de la cáscara del limón, para conseguir una limpieza más a fondo y mantener un cutis suave y aterciopelado.

Este mismo tratamiento se puede aplicar a las manos y a cualquier otra parte del cuerpo que lo necesite.

El aspecto de la piel es muy importante, tanto desde el punto de vista estético como por lo que refleja de buena salud.

Para conservar la piel saludable y sedosa, nada mejor que aprovechar las propiedades benéficas del limón, de manera interna y externa.

Contra los barros y las espinillas se puede hacer una preparación con jugo de limón y un poco de aceite de almendras, y frotarse la cara, después de lavarse.

También es recomendable poner rodajas de limón sobre la piel para evitar o hacer desaparecer las manchas y las pecas.

A las personas que maltratan mucho sus manos con el trabajo doméstico, les aconsejamos mezclar en partes iguales, jugo de limón y glicerina. Luego, frotarse suavemente las manos con este preparado, para tonificar la piel y hacerla más suave.

Un buen desodorante

Para algunas personas el uso del jugo de limón como desodorante es muy efectivo. No es necesario utilizar productos fabricados con métodos químicos, que pueden resultar irritantes, cuando se tiene a la mano un limón.

Basta con frotar un poco de jugo de limón en cada axila, para contrarrestar el mal olor que pueda ser originado por el sudor.

Uñas fuertes y sanas

Es muy común, principalmente entre las mujeres, observar que las uñas se les parten fácilmente.

Para fortalecer las uñas, el limón es un magnífico auxiliar.

Hay que frotar cuidadosamente las uñas con jugo de limón, y además, colocar el mayor tiempo posible, pequeños trozos de algodón empapado en jugo de limón, sobre las uñas.

Ayuda a estar en forma

Consumiendo jugo de limón se logra que el organismo funcione mejor, pues su acción benéfica hace que todos los órganos realicen su labor adecuadamente, reduciéndose así el riesgo de engordar.

Las numerosas propiedades químicomedicinales del limón

En seguida transcribiremos fielmente una lista aportada por el prestigiado profesor N. Capo acerca de las excepcionales propiedades curativas y preventivas del limón.

Hacemos esta aclaración: él utiliza la palabra zumo en lugar de jugo, pero significa lo mismo.

1. El limón es antiescorbútico. Tomando cada día el zumo crudo de doce limones, se cura y evita el escorbuto.

2. El limón es lo único indicado para atajar toda infección febril. Tomando cada día el zumo de 12 a 15 limones se evita toda posibilidad de infección así como se rebaja toda fiebre por muy alta que esté. Para curar éstas u otras fiebres no emplea el Naturismo científico Trofoterápico otro elemento que el zumo de limón crudo.

3. El limón es indicadísimo contra el tifus. Tomando en cantidad suficiente el zumo de este precioso fruto, las altas fiebres tíficas no resisten el elevado poder microbicida del zumo de limón crudo.

4. El limón cura rápidamente el sarampión. A los niños, no importa la edad, puede curárseles el sarampión en menos de tres días; basta para ello que tomen con frecuencia y en abundante cantidad zumo de limón algo rebajado con agua o bien con agua de cebolla bien hervida.

5. El limón cura la escarlatina. En este caso, las tomas de jugo de limón deben alternarse con tomas de jugo de naranja, o bien con jugo de uva, o bien con caldo de cebolla.

6. El limón cura la erisipela. Para este caso las tomas de zumo de limón han de alternarse con tomas de caldos de verduras o cebollas.

7. El limón tomado en cantidad cura la difteria. El limón evita la difteria porque desinfecta la sangre y la garganta de una manera tan radical

y segura como no puede hacerlo ningún microbicida de la Medicina alopática. El limón reduce en este caso la inflamación, y gracias a la *alcalinización* química que produce en el momento de ingerir su zumo, permite al organismo del diftérico defenderse rápidamente, sin perjudicar en lo más mínimo al atacado, puesto que el limón no perjudica en nada al cuerpo y sólo ataca al mal.

8. El limón cura y evita la viruela. La viruela es una eliminación natural del cuerpo causada por la suciedad de la sangre. El limón mata los gérmenes morbosos; por consiguiente, evita la viruela. Esto, desde luego, en el caso de tomarse en gran cantidad, porque si es poca la cantidad que se toma no hace efecto.

9. El limón, tomándolo en suficiente cantidad, es muy recomendable para matar toda clase de parásitos intestinales, en combinaciones con ensaladas silvestres.

10. El limón cura las dilataciones del estómago; pero con la condición indispensable de tomar su zumo bien salivado.

11. El efecto astringente del limón hace que las paredes del estómago se vayan poniendo más recias y, por tanto, más fuertes para digerir, y de esta forma consigue vitalidad.

12. El limón es el agente más eficaz para combatir rápida y seguramente todas las afecciones de la garganta, porque desinfecta y tonifica las mucosas de las membranas.

13. El limón es un gran agente microbicida en todas aquellas enfermedades de carácter contagioso.

14. El limón es muy eficaz para combatir las anginas de pecho. En este sentido ha tenido infinidad de casos de verdadera curación radical con sólo administrar por la mañana al levantarse, en ayunas, el zumo de 15 limones. El éxito ha sido siempre halagüeño, incluso en personas de edad avanzada y cuyo padecimiento era crónico. Desde luego que para tomar el zumo de tantos limones el enfermo debe desplegar una gran fuerza de voluntad; pero esto no tiene importancia, porque aparte de que hay personas a quienes les gusta, lo toman con fruición cuando saben que es el único remedio seguro.

15. El limón es la panacea universal contra la gripe. Tómese el zumo a grandes dosis. Trate de sudar copiosamente y volver a tomar más limón y la gripe no será nada.

16. El limón es lo más recomendable contra el "trancazo".

17. El limón cura y evita todas las inflamaciones de la piel y de la sangre, porque el limón es desinflamante.

18. El limón es lo mejor para cortar las diarreas, porque corta la fermentación butírica y pútrida y produce un efecto astringente.

19. El limón es muy recomendable contra el "beri-beri".

20. El limón es el más acertado para curar la tos en todos sus grados.

21. El zumo conviene a los inapetentes. Tómese el zumo de uno o dos limones antes de cada comida.

22. El limón es un poderoso depurativo, fortifica la sangre en muy corta temporada, si se sigue un régimen racional.

23. El limón mata los gérmenes de la tuberculosis y el enfermo puede curarse si aún tiene la vitalidad para reaccionar.

24. El limón es conveniente tomarlo en gran cantidad en los casos de bronquitis, siendo además conveniente hacerse compresas de zumo de limón al pecho empleando algodón hidrófilo o bien un paño de hilo.

25. El limón es lo único indicado en los casos de pulmonía o bronconeumonía. ¡Nada de específicos ni baños! El zumo de limón corrige el mal desde adentro, porque va directamente a los glóbulos de la sangre.

26. El limón evita y combate la vejez prematura porque rejuvenece las células de la sangre y de los tejidos.

27. Tomando el zumo de 5 limones todas las mañanas, media hora antes del desayuno, de 5 antes de comer y de 5 antes de cenar, no se sufren dolores de cabeza.

28. El limón está indicado contra la jaqueca porque ayuda la actividad dinámica de los corpúsculos rojos en la corona cerebral.

29. El limón, tomado desde luego en gran cantidad, combate y evita el alcoholismo. Lo combate porque cura sus perniciosos efectos, y lo evita porque el que se acostumbra a tomar el zumo de limón le repugna toda bebida alcohólica.

30. El limón destruye todas las excitaciones sexuales morbosas porque descongestiona las glándulas; por consiguiente, mata todo deseo o apetito sexual anormal. Es este un mal tan generalizado, que si a ciertas personas se les normalizaran sus glándulas sexuales, logrando que éstas tuvieran deseos normales, creerían que habían perdido la potencia sexual. Por lo tanto, no hay por qué extrañarse cuando, al tomar zumo de limón, desaparecen los continuos e irrefrenables deseos sexuales, porque no hace otra cosa que volver a la normalidad. El que es adicto al limón tiene hijos sanos y hermosos. El limón no infecundiza; al contrario, prepara una masa de glóbulos rojos y, por tanto, un esperma puro, fecundo viril.

31. El limón tomado en buena dosis calma los desequilibrios del sistema nervioso, aunque a primera vista y debido a su gusto agrio, puede parecer todo lo contrario. Inmediatamente después de haberlo tomado, origina en las células nerviosas una rápida desintoxicación que se manifiesta a continuación por una gran euforia fisiológica, en reacción de bienestar.

32. El limón es el dentrífico por excelencia; limpia y blanquea los dientes, conservando siempre la dentadura sana.

33. El limón es un gran sedante del corazón. Son numerosos los casos en que, de común acuerdo con el paciente, he logrado vencer prontamente las palpitaciones del corazón. El limón purifica la sangre y, fluidificándola, regulariza inmediatamente el ritmo normal del corazón. Palpitaciones crónicas de muchos años, basto una semana de tratamiento para curarlas.

34. El limón, tomado en cantidad suficiente, descongestiona la arteria de la sien, indicando esto que la arterioesclerosis desaparece.

35. El limón despeja el cerebro, y, por consiguiente, ello se traduce en una perfecta y clara manifestación del pensamiento y la inteligencia.

36. El limón, tomado a tiempo en la juventud, evita la arterioesclerosis, que no es otra cosa que una vejez prematura; y en el caso de padecer ya dicha afección, el limón la corrige muchísimo, aunque se tengan 85 años.

37. El limón es el remedio más eficaz para combatir la piorrea, porque es el agente más poderoso de destrucción de la fermentación microbiana de la boca y de las encías.

38. Tomando una buena dosis de limón bien ensalivado, y haciendo a continuación respiraciones profundas, con la boca cerrada, se corrige en el acto el hipo.

39. El limón es empleado también, y con mucho éxito, contra la "tortícolis".

40. El limón combate las pesadillas y los insomnios.

41. El limón también lo empleo para corregir la raspadura o agrietamiento de los labios y de los pechos, porque cicatriza. Por tanto, el limón es el cicatrizante por excelencia, sea de aberturas por efectos del viento o por sangre mala.

42. El limón es el cicatrizante ideal para toda clase de heridas, como, por ejemplo, en las operaciones o caídas.

43. El limón me ha dado resultados positivos cuando lo he empleado en la hemoptisis de los tuberculosos. No he vacilado en administrarles buenas dosis de zumo de limón en las crisis agudas. Cuando más, al cabo de pocos días el restablecimiento ha sido completo. Huelga hacer notar que a estos enfermos he tenido que darles mayor cantidad de alimento energético (caldo de verduras con almendras y piñones molidos y un poco de aceite batido junto con yema de huevo), a fin de que reaccionen en la formación de nuevo plasma sanguíneo.

44. El limón está muy indicado contra la lepra.

45. El limón combate los granos de la cara. Además, si se emulsiona con un poco de aceite de almendras o de hierbas silvestres, es la mejor pomada para aplicarse en la cara y cuello.

46. El limón es un gran destructor de las erupciones de la piel.

47. El limón me ha dado muy buen resultado en las inflamaciones de las amígdalas, cuyas operaciones son siempre absolutamente inútiles, y las he evitado por centenares.

48. El limón lo he empleado también contra las carnosidades de la nariz. Para hacer esta curación tiene que absorberse zumo de limón por la nariz, a medida que se aspira profundamente el aire. Al cabo de dos o tres meses no ha quedado ni rastro de carnosidades.

49. El limón, tomado en gran cantidad, detiene rápidamente todo envenenamiento de la sangre. No hay que temer al limón cuando se emplea para uso interno.

50. El limón cura y evita el carbunclo. Como éste consiste en una gran infección de la sangre, puede aplicarse al caso de carbunclo, lo que se detalla en el número 14, además de una fuerte aplicación de chorro de agua hirviente.

51. El limón cura todo resfriado de nariz, de cabeza, de garganta y de cuello.

52. El limón cura las anginas en veinticuatro horas, bebiendo una gran cantidad, y con otra haciendo gárgaras.

53. El limón es el único agente que puede curar con seguridad y rapidez el catarro; pero a condición de tomar un zumo en cantidad de 15 a 20 limones exprimidos en ayunas, aumentando su poder si se le agrega zumo de cebolla.

54. El limón es el único remedio infalible contra la gordura y la obesidad.

55. El limón quita con rapidez todo estado de hinchazón, apariencia fofa o de morbidez.

56. El limón evita y destruye las adiposidades.

57. El limón cura el dolor de estómago, y su uso continuado lo evita. El ácido que se fabrica en el estómago por las malas digestiones es destruido por otro ácido natural, y éste es el limón.

58. El limón, debido precisamente a que es ácido, cura y evita toda acidez del estómago o del hígado, la hiperclorhidria y la bilis.

59. El limón, tomado continuamente, llega a extirpar el asqueroso y pernicioso hábito de fumar.

60. El limón es un contraveneno indicado en numerosos casos de envenenamiento.

61. El limón cura y evita el linfatismo.

62. El limón descongestiona los falsos colores rojos de la cara; entre ellos, el que da el vino; por consiguiente, con esto queda bien demostrado lo que he dicho en otro lugar respecto a la acción del limón sobre toda clase de bebidas alcohólicas.

63. El limón ha sido objeto, por parte de distinguidos biólogos, de brillantes y sorprendentes experimentos; en el caldo de las carnes los microbios del tifus y de la tuberculosis viven y se reproducen; pero en el zumo del limón mueren a los pocos minutos. Tomen nota los grandes terapeutas.

64. El limón es un gran regulador de la economía de nuestro cuerpo, pues en invierno se siente menos frío y en verano menos calor.

65. El limón cura los granitos de la lengua y de los labios.

66. El limón evita el cáncer, y su uso en dosis bien estudiadas lo destruye y combate siempre victoriosamente.

67. El limón es muy recomendable en el embarazo para la madre que gesta, pues con su uso saldrá un niño sano y exento de grasas. Por consiguiente el limón prepara a la madre para el parto sin dolor.

68. El limón es un gran aperitivo, el mejor tónico.

69. El limón es indicadísimo para combatir el raquitismo.

70. El limón cura y evita la escrófula.

71. El limón combate las várices.

72. El limón hace desaparecer rápidamente las manchas de la cara.

73. El limón neutraliza la bilis en el estómago y corrige el exceso de bilis en el hígado.

74. El limón corta toda acedía o acidez en el estómago o boca.

75. El limón da resultados maravillosos cuando se emplea en cualquier enfermedad del hígado.

76. El limón coadyuva eficazmente a que el metabolismo asimilativo interno se efectúe con el máximo de normalidad.

77. El zumo de limón combate y evita la sequedad de garganta, y la sed no vuelve a molestar jamás, si se toma puro.

78. El limón es muy recomendable contra los estados de "disemia", lo mismo en sus manifestaciones grasas que en la disemia flaca.

79. El limón es el único remedio para los sabañones.

80. El limón es el gran remedio del paludismo.

81. El limón es el mejor remedio contra la mordedura de animales rabiosos, perros, gatos, ratas, asnos, etcétera, y además, para la picadura de las arañas venenosas, serpientes e insectos. El limón es un remedio eficacísimo para la rabia, porque mata los gérmenes malignos; pero esto a condición de que sea tomado en gran cantidad; tomar diariamente el zumo de 35 a 50 limones, repartirlo en tomas a intervalos y aislando, además, el órgano afectado, o bien aplicando baños de vapor.

82. El limón es el gran enemigo de las pestes, endémicas y epidémicas.

83. El limón regulariza los desarreglos menstruales de las jovencitas y de las mujeres.

84. El limón llega a destruir y hacer desaparecer, a base de un tratamiento relativamente largo y continuado, el flujo blanco.

85. El limón combate la gonorrea.

86. El limón combate, y con gran éxito por cierto, la sífilis.

87. El limón, tomado en cantidad, es muy conveniente para evitar y curar la "tabes" dorsal.

88. El limón lo he empleado siempre con mucho éxito, en la curación del llamado mal de Pott. A base del factor tiempo, como es natural, he conseguido curaciones radicales en enfermos que habían estado bajo el llamado tratamiento especial. Con estos tratamientos equivocados no se consiguió absolutamente nada; todo lo más, seguir empeorando, siendo ello debido a que no se iba directamente a la causa. Con el tratamiento científico a base de limón se va directamente a la causa del mal y éste se cura. Nosotros recomendamos desde luego como lo único eficaz las curas de limón; pero no dejaremos de llamar mucho la atención sobre el hecho de que sin una gran experiencia en el asunto y un gran conocimiento de causa, pueden algunos exponerse a un fracaso en la aplicación práctica, en estos casos de gravedad.

89. El limón combate la "malaria" y las fiebres llamadas "de Barcelona".

90. El limón cicatriza las úlceras del estómago; el ácido cítrico mata al ácido butírico del estómago enfermo.

91. El limón cura las llagas de la garganta y de la boca.

92. El limón es lo mejor contra la colitis.

93. El limón es lo más indicado en la peritonitis.

94. El limón cura las inflamaciones del hígado y del páncreas.

95. El limón me ha dado resultados maravillosos e inesperados en la curación de la hipocondría. En este caso he comprobado que aniquila rápidamente la acumulación de venenos en el hígado.

96. El limón es indicadísimo en todos los casos de dilatación del hígado, estómago e intestinos.

97. El limón suprime las ampollas de la piel y de los labios, que aparecen en seguida de una gran indigestión.

98. El limón, tomado su jugo en gran cantidad, desinfecta y cura las hemorroides.

99. El limón cura el sexualismo y la satiriasis.

100. El limón cura y evita las hemorragias postparto, lo mismo si son internas que externas.

101. El limón cura las granulaciones de los ojos. Pero esto ha de administrarse bajo la forma de uso interno y de uso externo. En el uso interno hay que tomar mucha cantidad de zumo de limón, y en el uso externo, se usará el zumo de limón, rebajado con agua, bajo la forma de baños de ojos.

102. El limón cura la conjuntivitis.

103. El limón cura las hemorragias de la nariz.

104. El limón cura la parotiditis.

105. El limón cura la tuberculosis intestinal siempre que el enfermo no haya entrado ya en el estado en que ya no reacciona o en el pre-agónico.

106. El limón cura las "rasperas del esófago".

107. El limón es muy conveniente usarlo en las operaciones, para evitar infecciones y para curar o cicatrizar más rápidamente las heridas.

108. El limón tomado en dosis estudiadas, según lo prescribe la ciencia Trofoterápica, disuelve los malos humores y las piedras y cálculos del hígado.

109. El limón disuelve cálculos. Varios casos lo comprueban. Los cálculos o piedras en el hígado o en la vejiga de la orina han sido disueltos en un alto porcentaje por la virtud altamente oxidante del ácido cítrico del limón; otros cálculos, al reducirse un poco, han sido arrastrados hacia afuera por la orina, a su empuje.

110. El limón también está muy indicado contra la uremia.

111. El limón es muy indicado contra la caída de las pestañas.

112. El limón lo he empleado siempre, y con mucho éxito, contra la caspa y la calvicie, en fuertes fricciones cada día en unión de zumo de cebolla.

113. El limón es indicado contra las eliminaciones mucosas de la nariz y de los ojos.

114. El limón está muy indicado contra la picazón e irritación de la piel y de la sangre.

115. El limón es el remedio infalible para los males de la matriz y ovarios.

116. El limón es el febrífugo por excelencia.

117. El limón está indicado contra la urticaria.

118. El limón es el gran enemigo de la roña y la sarna.

119. El limón es un gran insecticida.

120. El limón, pasado en forma de fricción sobre la piel, ahuyenta a las moscas y mosquitos. En la práctica hemos podido comprobar que a quien tiene la costumbre de friccionarse con zumo de limón, las moscas y otros insectos molestos no le acuden ni le pican tanto, y si bebe mucho limón menos aún.

121. El limón tomado en cantidad rebaja el abultamiento del vientre.

122. El limón combate la ciática.

123. El limón, al destruir el ácido úrico, se convierte en el remedio más eficaz y en el enemigo encarnizado del reumatismo.

124. El limón combate la gota.

125. El limón desinfecta y cura rápidamente las fístulas.

126. El limón regulariza el metabolismo interno, permitiendo así la más perfecta asimilación de los alimentos.

127. El limón es lo más indicado para la higiene de la piel y del cabello.

128. El limón suaviza y da brillo al cabello.

129. El limón, empleado en forma de compresas, da los más excelentes resultados en los dedos afectados por una eliminación de ácido úrico (uñeros).

130. El limón tiene la virtud de conservar la línea. Como su acción es benéfica, en resumen, para todos los órganos del cuerpo, éstos trabajan con su máximo de rendimiento y perfección, de donde proviene un equilibrio general en todos los aspectos.

131. El limón es muy recomendable para la orquitis.

132. El limón es el mejor y más rápido remedio para rebajar y curar la inflamación y evitar la infección en los casos de vulvitis.

133. El limón contiene importantes vitaminas por lo que su uso continuado es muy recomendable. Precisamente porque contiene las vitaminas más importantes y las que desempeñan el más comprometido papel en los conflictos de la fisiología química, el limón es el remedio más indicado en los casos de avitaminosis (Poliomielitis).

134. El limón, por la gran limpieza y eliminación que efectúa en todo el aparato respiratorio, facilita y aligera la respiración; la respiración lenta, pesada y angustiosa desaparece, pues, con el uso del zumo de limón.

135. El limón corta rápidamente los flatos intestinales.

136. El limón hace desaparecer rápidamente el mal aliento de la boca.

137. El limón es el primero y el último remedio que debe tomarse en caso de blenorragia.

138. El limón es el gran sustituto de la tintura de yodo; tiene muchas más ventajas que ésta y no tiene ninguno de sus defectos. Aplicado puro es el mejor desinfectante y el mejor cicatrizante.

139. El limón combate los dolores de vientre, de estómago y riñones, así como también el dolor de muelas.

140. El limón, por ser el agente de más altas propiedades medicinales que se conoce, es, en cuanto se refiere a la medicina, el compañero fiel del ser humano. Excursionistas, escaladores, exploradores, llevan limones en sus mochilas.

141. El limón es antiespasmódico, regularizando todas las contracciones anormales de los músculos y los espasmos nerviosos y de vientre.

142. El limón es antieritémico. La eritemia solar, que consiste en la excesiva irritación de la piel y caída consiguiente de la misma, que es originada por una permanencia demasiado prolongada en el sol y más que nada por no haberse friccionado previamente la piel con zumo de limón. De todos modos, en caso de eritemia debe aplicarse con mucha suavidad el zumo de limón con agua fresca, lo cual acelerará la curación y cicatrizará rápidamente las llagas si las hubiera.

143. El limón, combinado con cebolla y lechuga, conviene mucho a los dispépticos, porque les limpia y regenera las paredes estomacales.

144. El limón es antidiabético. Administrado trofoterápicamente, el limón se convierte en el más terrible enemigo de la formación de azúcar.

145. El limón cura los edemas en todas sus manifestaciones.

146. El limón, a base de cantidades bien administradas y tomado con persistencia y por tiempo prolongado, cura toda clase de enfisemas.

147. El limón cura las irritaciones de la vejiga y de las vías urinarias.

148. El limón combate la sed, así como la falta de secreción de jugos en las glándulas de la boca y del estómago.

149. El limón cura los dolores del reumatismo circulante, así como todas las manifestaciones

artríticas en general: tofos o nudos en los dedos, llagas en el lugar del nacimiento de las uñas y en las articulaciones.

150. El limón reduce la ptosis (caída del estómago o del intestino) por su efecto astringente sobre el tejido del estómago o intestinos. Para estos casos es necesario tomar diariamente el jugo de 15 a 20 limones, cuyo zumo deberá distribuirse en varias tomas: por ejemplo, si el número de tomas ha de ser de cinco debería tomarse cada vez el zumo de tres a cuatro limones. Al cabo de doce o quince días de seguir esta curación o tratamiento, déjase sentir el maravilloso resultado de la misma, con el consiguiente rejuvenecimiento.

151. El limón combate la espermatorrea.

152. El limón corrige la sinovitis, que es una inflamación de las glándulas sinoviales.

153. El limón cura el prurito.

154. El limón evita las poluciones nocturnas.

155. El limón cura la pleuresía.

156. El limón cura la coriza.

157. El limón cura la apendicitis crónica, y emprendiendo el tratamiento a su debido tiempo, evita la apendicitis aguda, siempre a base de individualizar el tratamiento.

158. El limón tomado en cantidad regulariza seguidamente todas las funciones de eliminación, entre ellas especialmente la transpiración. Aquellos que sudan al menor esfuerzo, así como aquellos que no logran sudar a pesar de los ejercicios más violentos, vuelven al cabo de poco tiempo a su estado de normalidad si emplean el método del limón.

159. El zumo de limón tomado en cantidad suficiente reduce las aneurismas.

160. El limón tomado en dosis científicas y bien combinado reduce y hace menos violentos los ataques epilépticos.

161. El zumo de limón combate la ictericia y la cirrosis hepática.

162. El limón combate la leucorrea.

163. El limón cura la disentería.

164. El limón cura la cistitis y la terrible prostasis.

165. El limón cura la prostatitis.

166. El limón ayuda a la curación de las hernias.

167. El limón evita las hemiplejías crónicas y agudas.

168. El limón cura la disnea crónica y aguda.

Comentarios finales

Siempre es necesario estudiar cada caso en particular, para llevar a cabo una curación por medio del limón, pues es muy importante considerar el estado de salud en cada persona. Algunas ocasiones, cuando el organismo está dañado, existe el riesgo de una complicación.

En este capítulo mencionaremos como información de referencia para el amable lector, varias de esas posibles contraindicaciones.

1. Como ya sabemos, el limón es un poderoso astringente. Por tal motivo, en algunos casos de estreñimiento crónico, no se recomienda.

En estos casos, lo más razonable es tomar en ayunas jugo de limón preparado con el fruto entero, pues la cáscara tiene un alto contenido de fibra y pectina, sustancias con propiedades laxantes que son capaces de compensar el poder astringente del limón.

2. Otro caso donde hay que ser cuidadoso al usar el limón, es cuando existe un trastorno avanzado de la próstata. El poder astringente del fruto puede hacer más difícil la eliminación de la orina.

3. Está comprobado que tomar jugo de limón no afecta para nada al esmalte de los dientes. Sin embargo, si la persona es muy sensible a la acción del ácido, existe el riesgo de que sea afectado dicho esmalte, poniendo los dientes amarillos y opacos.

Para evitar esta situación es necesario tomar el jugo de limón rebajado con agua, y además utilizar un popote.

4. En algunas personas que tienen los nervios muy afectados, el limón puede provocar una mayor excitación. En estos casos, es preferible hacer una pausa, dejar de consumir limón, y esperar a que pase esa crisis nerviosa

5. Aunque los ácidos gástricos son más fuertes que el ácido ascórbico, algunas personas son muy sensibles. En tales casos, cuando se padece la úlcera estomacal o duodenal o péptica, es preferible tomar el jugo de limón combinado con caldos de verduras, que tienen la capacidad de estabilizar los efectos del fruto.

6. Cuando se metaboliza el ácido ascórbico del limón, entre sus productos se encuentra un ácido que está presente en la mayor parte de los cálculos renales: el ácido oxálico. Por esta razón, algunos piensan que al consumir ácido ascórbico, se crea la posibilidad de que se forme un cálculo renal.

Se han hecho diferentes estudios que demuestran lo contrario.

7. Hace algunos años, se determinó que la vitamina C, en forma de ácido ascórbico, era capaz de destruir buenas cantidades de vitamina B12. Tiempo después, y con nuevos métodos de análisis, el Dr. U. Moser, de Suiza, demostró que eso no era cierto. Las personas que estuvieron sometidas a esta prueba recibieron dosis de 4 miligramos durante casi un año, y no se registró ninguna baja de vitamina B12 en su organismo.

8. Son conocidas las excelentes propiedades del limón como coagulante. Por tal motivo, en casos de dismenorrea y trastornos mestruales, es conveniente tomar jugo de limón rebajado con agua, en forma moderada o definitivamente no tomarlo.

La misma precaución deben tener las personas que están sometidas a un tratamiento con algún anticoagulante.

Después de haber leído este libro, esperamos que pongas en práctica lo que aquí mencionamos, pues las bondades del limón están al alcance de cualquier persona. Lo único que debes hacer es reflexionar y darte cuenta que una de las cosas más importantes en la vida es la salud.

Todo lo aquí escrito puedes comprobarlo tu mismo. Te darás cuenta que tomando jugo de limón de una manera adecuada, tu organismo funcionará perfectamente, proporcionando a tu mente pensamientos positivos y paz a tu alma.

¡Cuida tu salud, consume jugo de limón!

Indice

TITULOS DE LA COLECCION
NATURALMENTE

Belleza y salud. *Imelda Garcés G.*

Cocina vegetariana de rápida preparación.
Mary Jerade

Cocina vegetariana mexicana. *Mary Jerade*

Cocina y yoga. *Mary Jerade*

Ginseng. *May Ana*

La magia natural de los jugos. *Silvia Torres C.*

Recetario del vegetariano feliz. *Mary Jerade*

Viva más comiendo mejor. *Mary Jerade*

COLECCION
NATURALMENTE
LOS MINIS

El poder curativo de la vitamina E. *May Ana*

El poder curativo del ajo. *May Ana*

El poder curativo de la cebolla. *May Ana*

El poder curativo del limón. *May Ana*

El poder curativo de la naranja. *May Ana*

El poder curativo de la vitamina C. *May Ana*

Impreso en los talleres de
Trabajos Manuales Escolares
Oriente 142 No. 216
Col. Moctezuma 2a. Secc.
Tels. 784-1811 y 784-1144
México D. F.